NOTICE

SUR

L'EFFICACITÉ DE L'INHALATION

DE L'OXYGÈNE

ET

SUR LA PRÉPARATION ET L'EMPLOI DE CE GAZ

PAR H. GALANTE

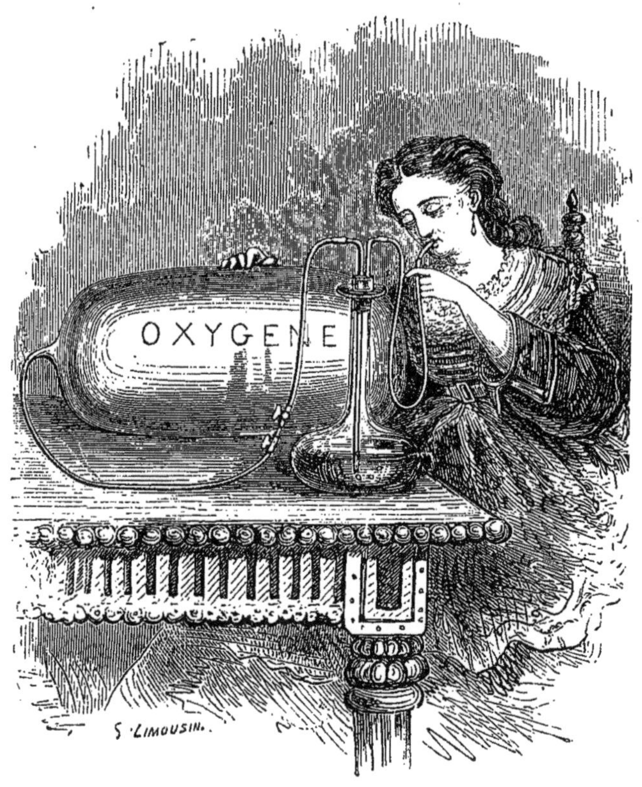

PARIS

H. GALANTE ET Cie

Fabricants d'instruments de chirurgie,

28, PLACE DAUPHINE

1866

NOTICE

SUR

L'EFFICACITÉ DE L'INHALATION

DE L'OXYGÈNE

ET

SUR LA PRÉPARATION ET L'EMPLOI DE CE GAZ

PARIS

H. GALANTE ET Cie

Fabricants d'instruments de chirurgie,

28, PLACE DAUPHINE

1866

NOTICE

SUR L'EFFICACITÉ DE

L'INHALATION DE L'OXYGÈNE

ET SUR LA PRÉPARATION ET L'EMPLOI DE CE GAZ

L'oxygène, partie constituante de l'air atmosphérique dont il forme à peu près le cinquième, ne fut découvert qu'en 1774, quoiqu'il eût été entrevu bien longtemps avant cette époque.

Priestley, en l'isolant pour la première fois, en le mettant au monde, en quelque sorte, et après avoir constaté les propriétés si remarquable qu'il possède, avait déjà prédit que ce gaz aurait un brillant avenir lorsqu'il s'exprimait ainsi : « l'augmentation de force et de vivacité qu'acquiert dans cet air la flamme d'une chandelle peut faire conjecturer qu'il serait particulièrement salutaire aux poumons dans certains cas de maladie. » Ce qui frappa en effet les premiers expérimentateurs, c'est précisément cette activité, cette intensité que donne l'oxygène à la combustion. Tout le monde sait, et tout le monde l'a vu dans les cours de chimie que, si l'on plonge une allumette éteinte, mais présentant encore quelque point en ignition, dans une éprouvette remplie d'oxygène, l'allumette s'enflamme de nouveau et brûle avec une lumière des plus vives. Disons-le en passant, c'est là le meilleur moyen de constater l'identité du gaz et de s'assurer qu'on a bien affaire à ce gaz. L'action physiologique propre à l'oxygène et que nous allons exposer achèvera de le distinguer d'un autre gaz qui possède comme lui la propriété d'activer la combustion.

De tout temps, les philosophes et les poëtes ont comparé la vie à une flamme : cette figure n'est d'ailleurs que l'expression assez fidèle de la réalité, et les découvertes de la chimie moderne n'ont fait que confirmer l'analogie trouvée par l'imagination. On comprend dès lors qu'on ait songé tout de suite à tirer partie d'un gaz dont la propriété la plus remarquable est d'augmenter l'éclat de la flamme et l'intensité du feu. Mais il faut dire aussi que les chimistes, poussant l'analogie le plus loin possible, ont craint, en voyant cette activité comburante de l'oxygène, qu'il ne portât en quelque sorte l'incendie dans les poumons. Heureusement ces craintes étaient tout à fait théoriques, et l'expérience a prouvé que l'on pouvait, dans bien des cas, faire respirer de l'oxygène pur en assez grande quantité sans faire courir le moindre danger aux malades ; nous reviendrons du reste tout à l'heure sur cette question.

ACTION DE L'OXYGÈNE SUR L'HOMME SAIN.

Quand on respire, en bonne santé, de l'oxygène mêlé à un volume égal d'air atmosphérique, on éprouve, mais plus prononcées, les mêmes sensations que produit l'air de la campagne : le thorax se dilate plus facilement, la respiration est plus aisée, une douce chaleur se manifeste dans la poitrine et de là se répand dans tout le corps ; on se sent plus alerte, plus disposé à marcher, en même temps que l'appétit devient plus vif; quelquefois, surtout chez les femmes, il survient un peu d'excitation du côté du cerveau, comme un commencement d'ivresse très-légère. La peau devient généralement plus chaude, la circulation se régularise; rarement le pouls s'accélère d'une façon notable. Enfin on ressent comme un surcroît d'énergie vitale: c'est comme un *coup de fouet* donné à l'organisme. Consécutivement, on peut remarquer que la digestion se fait mieux, les sécrétions sont augmentées; les autres fonctions se font aussi plus normalement; on éprouve pendant le reste de la journée un bien-être général.

Tous ces phénomènes, sans doute, ne se produisent pas avec une égale intensité chez tous les individus qui respirent de l'oxygène; chez les uns, certaines sensations, certains effets sont plus nettement accusés que chez d'autres. Mais le fait le plus constant — on pourrait presque dire qu'il ne manque jamais —, c'est l'augmentation de l'appétit. Que de fois nous avons vu des individus et nous-même entre autres, qui s'étaient levés mal disposés, fatigués, sans appétit, respirer avant déjeuner dix ou quinze litres d'oxygène et se trouver ensuite alertes, animés, en quelque sorte réconfortés, et saisis d'une faim dévorante. Pareille chose nous est également arrivée, ainsi qu'à bien d'autres personnes de notre connaissance.

On voit déjà tout le parti qu'on peut tirer de ce gaz dans ces moments, ces états mal définis où, sans être encore malade ni même souffrant, on se sent cependant moins bien que d'habitude, peu à l'aise, peu en train, et avec un goût peu marqué pour la nourriture. Nous sommes persuadé que dans bien des circonstances de ce genre, l'inhalation de cinq à dix litres d'oxygène mêlé à autant d'air dissiperait cette indisposition légère ou donnerait à l'organisme la force et le *stimulus* nécessaires pour résister aux causes prochaines de maladie. C'est pour cette raison que Hufeland dans sa *Macrobiotique* ou *Art de prolonger la vie*, conseillait les inhalations d'oxygène à petite dose à titre d'agent prophylactique.

Comme nous l'avons déjà fait entrevoir, toutes ces propriétés remarquables de l'oxygène ne sont pas découvertes d'hier, de même que les applications de ce gaz à la thérapeutique ne sont pas tout à fait l'œuvre de notre temps. En effet, dès que Priestley eut constaté que le gaz isolé par lui pour la première fois était identique à celui qui forme la portion respirable de l'air atmosphérique, on commença à s'occuper de ce nouveau fluide et on se demanda si l'on ne pourrait pas l'appliquer au traitement des maladies.

C'est dans ce but que furent instituées un grand nombre d'expériences sur des animaux de toutes les classes, afin de juger si l'oxygène pur donné comme milieu respirable était nuisible ou inoffensif. Le résultat général fut qu'un animal peut vivre plus longtemps dans une atmosphère confinée d'oxygène que dans un pareil volume d'air ordinaire, et que dans l'air vital non-seulement il ne paraît éprouver aucune espèce de malaise appréciable, mais encore il manifeste une plus grande vivacité que normalement.

OBJECTIONS ET CONTRE-INDICATIONS A L'EMPLOI DE L'OXYGÈNE.

Les applications de l'oxygène à la thérapeutique ne tardèrent pas à suivre ces expériences physiologiques. Mais comme ceux qui eurent les premiers, en France, l'idée de l'administrer comme médicament étaient surtout pénétrés des propriétés chimiques de ce gaz et que l'usage de cet agent ne fut pas toujours prescrit avec tout le discernement désirable, on eut des insuccès ; on se laissa effrayer par quelques accidents inflammatoires survenus chez certains malades à la suite de l'emploi — peut-être intempestif — de l'oxygène et on s'empressa de proclamer un peu légèrement que ce gaz était on ne peut plus nuisible aux malades atteints d'affections pulmonaires. C'est à cette conclusion qu'aboutirent les recherches de Fourcroy, l'éminent chimiste, qui avait été chargé d'examiner cette question et de la résoudre à l'aide d'expériences cliniques.

Il faut dire que la théorie chimique de la respiration qui prévalait alors rendait les craintes émises à l'endroit de l'oxygène assez fondées. En effet, d'après la théorie de Lavoisier, le poumon était considéré comme le siége principal, *le foyer* des phénomènes chimiques de la respiration ; c'était là surtout que devait s'opérer la combustion active des matériaux ayant servi à la nutrition. Or, comme l'intensité que l'oxygène donne à la combustion, dans des expériences de chimie, était certainement de nature à frapper les esprits, on faisait dès lors le raisonnement suivant : si nous faisons passer dans un organe où s'accomplissent ces combustions respiratoires un courant d'oxygène, nous allons accumuler une grande quantité de chaleur dans ce point de l'économie et y déterminer par suite des accidents inflammatoires d'autant plus promptement que ce gaz va agir sur un organe déjà altéré.

Heureusement la théorie de Lavoisier était erronée, du moins quant à la localisation pulmonaire, et par suite les conséquences pathologiques qu'on basait là-dessus étaient quelque peu imaginaires. En effet, d'abord on ne peut pas établir une analogie complète entre les phénomènes de combustion lente qui se passent dans l'intimité des tissus et un foyer quelconque activé par un courant d'oxygène. De plus, il est aujourd'hui parfaitement démontré que le poumon sert tout simplement de porte d'entrée et de sortie pour l'échange de gaz qui se fait entre le sang et l'atmosphère, qu'il ne participe pas plus que les autres organes aux phénomènes chimiques de la respiration et de la nutrition, et même que, loin d'être un foyer de chaleur, la température du sang y est sensiblement moins élevée que dans n'importe quel autre organe. Enfin, une cause d'erreur sur laquelle on n'a pas assez insisté et qu'il est utile de faire remarquer, c'est que plus d'une fois, à une époque où la constitution chimique des gaz était encore mal connue, on a administré du chlore tout en croyant donner de l'oxygène ; Fourcroy lui-même s'y est trompé maintes fois. Or, tout le monde connaît les propriétés irritantes que possède le chlore : il n'est donc pas étonnant qu'on ait obtenu des résultats très-fâcheux dans des cas où pareille méprise a pu être faite.

En somme, les objections qu'on a voulu faire contre l'emploi de l'oxygène en thérapeutique ne sont pas sérieuses. Cependant, en dehors même des circonstances laissées à l'appréciation de chaque médecin, qui peuvent s'opposer à cette pratique, il est des cas où il ne serait pas prudent de faire usage de ce gaz : c'est lorsqu'il existe chez les sujets que l'on veut traiter par cette méthode, une affection organique du cœur et surtout une hypertrophie ventriculaire; ou bien s'ils ont quelque foyer phlegmasique superficiel ou profond, tel qu'un abcès chaud, un phlegmon, accompagnés de fièvre; enfin s'ils paraissent avoir une prédisposition marquée aux hémorragies actives.

Telles sont les principales contre-indications à l'emploi de l'oxygène. Nous n'avons pas la prétention de poser là des règles absolues, car, même dans ces cas, il est possible que certains symptômes paraissent réclamer l'usage de ce gaz, opportunité dont chaque médecin saura être juge. Ainsi il est arrivé à M. le docteur Demarquay de prescrire l'oxygène à des malades atteints d'affections organiques du cœur pour remplir une indication pressante, celle de réveiller l'appétit et de ranimer les forces chez les sujets qui étaient parvenus au dernier degré de l'épuisement. De même M. le docteur Foley a pu également soumettre à l'usage de l'oxygène un phthisique affecté d'hémoptysies abondantes et fréquentes, précisément pour donner à ce malade la force de résister à cette cause d'affaiblissement extrême.

Il peut se faire que chez certaines personnes, les femmes nerveuses principalement, l'usage de l'oxygène détermine au début quelques phénomènes d'excitation plus ou moins marquée, chaleur brûlante dans la poitrine, céphalalgie, fièvre, insomnie, agitation. En général, on n'aura pas à tenir sérieusement compte de ces symptômes dont l'imagination des malades augmente souvent l'intensité et que, du reste, on évitera dans la plupart des cas en commençant par des doses faibles de gaz mêlé d'air atmosphérique ; ce ne serait pas une raison suffisante pour suspendre l'administration de l'oxygène. On n'y verrait une contre-indication que si, par hasard, les phénomènes signalés précédemment persistaient en s'accusant chaque jour davantage.

ACTION THÉRAPEUTIQUE DE L'OXYGÈNE.

Les maladies dans lesquelles on a employé l'oxygène avec succès sont très-nombreuses, et sans vouloir faire une étude approfondie du sujet, lequel a été traité avec tous les détails qu'il comportait dans le remarquable ouvrage de M. le docteur Demarquay (1), nous allons cependant passer en revue les groupes d'affections les plus importantes traitées à l'aide de cette médication.

Les cas dans lesquels on pouvait *a priori* compter sur l'efficacité thérapeutique de l'oxygène, sont ces états morbides caractérisés par un appauvrissement du sang.

On sait que les globules rouges sont par excellence les parties vitales du sang et que la diminution de leur proportion normale entraîne les troubles fonctionnels et organiques qui constituent tantôt l'anémie simple, tantôt la chloro-anémie, laquelle s'accompagne ordinairement de divers symptômes du côté du système nerveux. Or, comme les globules rouges sont les véhicules de l'oxygène dans l'organisme et qu'ils ont pour ce gaz une grande affinité, on comprend que lorsque l'oxygène est fourni au sang en plus grande quantité qu'à l'état normal, il provoque dans ce liquide la formation de nouveaux globules, en même temps qu'il communique à toute l'économie une stimulation qui favorise singulièrement ce mouvement organo-plastique.

Cette théorie de l'action de l'oxygène dans L'ANÉMIE et la CHLOROSE est assurément discutable ; mais elle a au moins l'avantage d'être appuyée par des faits qui la rendent très-vraisemblable. Ainsi, quand on injecte avec précaution de l'oxygène dans les veines d'un animal, de

(1) Essai de *Pneumatologie médicale*, un volume in-8° de 860 pages, chez J.-B. Baillière.

façon à lui en faire absorber une grande quantité, et qu'on le sacrifie en pleine expérience, on trouve le sang artériel plus vermeil et le sang veineux moins foncé qu'à l'ordinaire ; de plus, les tissus présentent une coloration rouge vif plus accentuée qu'à l'état normal; en outre, enfin, les viscères, et surtout les organes qui paraissent plus particulièrement contribuer à la génération du sang, sont plus vasculaires qu'on ne les voit communément.

On conçoit maintenant que l'anémie soit combattue avec succès par les inhalations d'oxygène; c'est même de toutes les maladies celle dans laquelle ce gaz a été trouvé le plus efficace : les ouvrages de Beddoës et de M. le docteur Demarquay renferment plusieurs cas de ce genre qui ne laissent pas de doute sur les heureux effets que peut produire l'oxygène dans cette affection, de même que dans la chloro-anémie.

Si l'on songe maintenant qu'un grand nombre de maladies se compliquent d'anémie ou disparaissent en laissant cette dernière, on aura une idée des services multipliés qu'est appelé à rendre l'oxygène en thérapeutique. Ainsi, pour ne citer qu'un exemple, mais un exemple frappant, l'on sait combien est généralement longue la convalescence d'une FIÈVRE TYPHOÏDE, et quelle profonde anémie succède le plus souvent à cette grave affection, anémie d'autant plus intense et fréquente, que la lésion principale de la dothiénentérie porte sur des glandes vasculaires dans lesquelles s'accomplit à l'etat normal l'évolution des globules sanguins. Aussi l'oxygène serait parfaitement indiqué chez les convalescents de fièvre typhoïde pour favoriser et stimuler la régénération du sang.

Si l'oxygène est capable, comme nous l'avons montré, de rendre le sang plus riche en globules, par conséquent d'en augmenter la partie la plus active, on comprend aisément qu'on pourra de même arriver ainsi à modifier plus ou moins profondément la masse sanguine de façon à la renouveler plus complétement et plus promptement, et par suite à en changer la qualité. Quoique ce dernier fait soit loin d'être encore démontré, il nous paraît infiniment probable qu'il doit se produire quelque chose d'analogue, et c'est ainsi qu'on pourrait expliquer les succès obtenus à l'aide de l'oxygène dans des cas de SCROFULE. M. le docteur Demarquay a vu des faits de ce genre très-frappants; il a vu des individus affectés de scrofule, surtout des enfants, renaître pour ainsi dire, changer de *facies*, de tempérament, et vivre d'une nouvelle vie grâce aux inhalations d'oxygène longtemps poursuivies.

Il est une espèce particulière d'anémie dans laquelle l'oxygène a déjà rendu et rendra souvent de grands services : c'est celle qui accompagne presque toujours les maladies cachectiques telles que le CANCER, les TUMEURS BLANCHES, etc. Dans ces cas, on pourra d'autant mieux apprécier l'heureuse influence de l'oxygène qu'on se trouve en présence d'affections à peu près incurables quand elles sont arrivées à un certain degré. Les malades qui en sont là présentent une décoloration générale de la peau et des muqueuses, un affaiblissement extrême, et un dégoût assez prononcé pour les aliments ordinaires, dégoût qui met obstacle à tout traitement reconstituant et dont le praticien ne peut souvent triompher qu'en permettant des friandises ou des substances indigestes. C'est alors que l'oxygène, administré à doses croissantes, peut exercer un effet salutaire en excitant l'appétit à un haut degré, en favorisant le mouvement d'assimilation et de désassimilation, et finalement en ramenant les forces et quelques couleurs. On peut ainsi opérer dans l'état général de ces malades un changement des plus favorables qui, dans des cas aussi désespérés, mérite d'être pris en considération sérieuse. Il est évident que l'oxygène ne guérit pas le cancer; mais il peut, chez des individus qui en sont affectés, prolonger un certain temps l'existence et la rendre plus supportable.

Nous en dirons autant d'une autre maladie qui, quoique moins funeste, est susceptible cependant d'une grande gravité, la SYPHILIS. En effet, quand cette affection en est arrivée aux manifestations tertiaires, elle produit, surtout chez les scrofuleux et les lymphatiques, une anémie plus ou moins prononcée qui s'oppose généralement à l'emploi d'un traitement aussi énergique que l'exigerait la maladie. Dans ces cas, la première chose à faire de toute nécessité, c'est de rendre le sujet le plus apte possible à subir le traitement antisyphilitique dans toute sa rigueur, sans quoi on le débilitera davantage sans pour cela le guérir. Alors l'oxygène pourra être administré dans le but de relever les forces de ces malades, de stimuler leur appétit et donner un peu plus de vigueur à leur corps. Mais peut-être l'oxygène pourrait bien jouer ici un autre rôle. Comme ce gaz active singulièrement le mouvement de composition et de décomposition de l'organisme, il en résulte qu'il doit opérer une rénovation plus rapide et plus complète des molécules organiques et par suite favoriser l'élimination du principe morbide qui a envahi l'économie. Ici encore nous n'émettons qu'une théorie, c'est vrai, mais une théorie que l'action bien connue de l'oxygène et l'observation attentive de plusieurs cas de ce genre rendent assez vraisemblable.

Il y a bien d'autres maladies du sang dans lesquelles l'emploi de l'oxygène sera d'une grande utilité; mais il serait trop long et hors de propos de s'appesantir sur toutes : quelques détails cependant sur quelques-unes des plus importantes sont ici nécessaires.

Parmi les matériaux qui ont servi à la nutrition, les uns sont éliminés par la sueur, d'autres par les excréments, d'autres enfin par les urines. C'est surtout la non-élimination des substances auxquelles les reins servent d'émonctoire, ou bien encore l'élimination anormale par cette même voie de composés faisant partie constituante des tissus et du sang, qui amènent des désordres graves dans l'organisme. Dans le premier cas, on voit se produire des dépôts calcaires, des concrétions tophacées dans les articulations, et en même temps le cortége des symptômes particuliers qui appartiennent à la GOUTTE. Les médecins anglais, qui ont encore plus que nous l'occasion d'observer cette maladie, ont fait de précieuses remarques sur l'utilité qu'on peut tirer de l'oxygène dans ces cas. Ils admettent en effet, d'après les données de la chimie physiologique, que les dépôts articulaires, de même que la gravelle, sont produits par des substances qui n'ont pas subi dans l'organisme un degré d'oxydation suffisant pour leur élimination ; d'où découle l'indication d'administrer un supplément d'oxygène qui, dans bien des cas en effet, a produit d'excellents résultats.

Pour le DIABÈTE, l'explication de l'efficacité qu'a eue l'oxygène dans plusieurs faits de ce genre n'est pas aussi aisée. S'il y a une altération du sang dans cette maladie, il n'en est pas moins vrai que le système nerveux est aussi profondément atteint. Contre lequel des deux systèmes l'oxygène exerce-t-il son action thérapeutique? C'est là la question. Quoi qu'il en soit, des observations authentiques ont été publiées, non pas peut-être de guérison complète, mais au moins d'amélioration évidente sous l'influence de l'usage prolongé de ce gaz. Le *Bulle-*

tin de thérapeutique de 1864 en donne une assez remarquable.

Il n'est pas douteux, du reste, que l'oxygène agisse sur le système nerveux : les phénomènes d'excitation éprouvés quelquefois par les femmes lors des premières inhalations de ce gaz le montrent suffisamment. Aussi n'est-il pas étonnant que dans une affection, souvent de nature nerveuse, telle que l'ASTHME, on ait obtenu de bons effets de l'emploi de l'oxygène. Beddoës l'a prescrit dans une douzaine de cas, et l'a généralement vu réussir. D'autres praticiens, et M. le docteur Demarquay entre autres, l'ont prescrit avec le même succès dans cette affection. En pareil cas, on recommande ordinairement aux malades de respirer le gaz, non plus le matin et le soir, comme cela se fait dans la plupart des autres circonstances, mais bien vers le moment de l'accès, dès que le malade sent sa respiration devenir difficile, alors enfin que l'accès est imminent. Dans bien des cas, on a réussi par ce moyen, soit à diminuer l'intensité de la crise, à rendre la dyspnée moins pénible, soit d'autres fois à prévenir complétement l'accès et à produire ainsi une guérison sinon radicale, du moins temporaire.

Ceux qui savent quelle peine on se donne pour apporter quelque soulagement à ces dyspnées parfois si violentes des asthmatiques, apprécieront l'utilité d'un agent qui, s'il ne répond pas toujours à l'attente du médecin et du malade, peut cependant être d'une grande utilité, et dans tous les cas ne présente aucun danger. On ne saurait trop faire ressortir l'importance de ce dernier fait, que nous avons déjà essayé de mettre en évidence dans le cours de ce travail. Nous avons dit qu'on avait prescrit l'oxygène pour faire cesser des hémoptysies graves, c'est-à-dire des accidents qu'on craignait tant de provoquer en administrant ce gaz ; on a pu également le prescrire sans inconvénient dans des maladies de cœur assez avancées qui semblaient en contre-indiquer tout à fait l'emploi.

Nous ne dirons rien des essais tentés avec l'oxygène pour combattre d'autres affections nerveuses, l'hystérie et l'épilepsie, par exemple, parce qu'on n'a pas encore obtenu de résultat satisfaisant; pourtant de nouvelles recherches mériteraient d'être faites dans cette voie.

Une complication fréquente des maladies nerveuses, chez les femmes surtout, c'est la DYSPEPSIE. Ce symptôme, qui peut acquérir une certaine gravité quand il est passé à l'état chronique, tient en partie au genre de vie particulier que mènent les femmes du monde. Les goûts sédentaires, ou au moins le défaut d'exercice corporel, l'abus des plaisirs mondains, l'irrégularité des habitudes, tout cela constitue autant de causes puissantes de dyspepsie. Il est évident qu'il s'opère dans ces cas une combustion insuffisante ou incomplète des matériaux ingérés, et qu'une surabondance d'oxygène peut remédier à cet état. L'expérience a du reste confirmé ces vues théoriques.

Nous arrivons à un groupe de maladies dans lesquelles l'emploi de l'oxygène a, dès les premiers temps de la découverte de ce gaz, excité vivement l'intérêt du monde médical : nous voulons parler des MALADIES CHRONIQUES DES VOIES RESPIRATOIRES. Administré en Angleterre vers la fin du dernier siècle comme traitement de la PHTHISIE, l'oxygène produisit, entre les mains de plusieurs praticiens de l'époque, des résultats vraiment surprenants, tels que des guérisons complètes dans des cas très-avancés, au 3e degré par exemple. Aujourd'hui qu'une connaissance plus approfondie du diagnostic et de l'anatomie pathologique de cette affection nous a montré combien sont rares les guérisons de phthisies arrivées à cette période, nous avons pleinement le droit d'émettre quelques doutes, non pas sur la réalité des faits observés, mais sur la justesse de leur interprétation. Il est évident qu'on a dû comprendre alors sous la dénomination vague de CONSOMPTION, plusieurs maladies chroniques des voies respiratoires présentant quelques symptômes analogues à ceux de la phthisie et d'une curabilité moins problématique. Mais il ne faudrait pas tomber non plus dans l'excès contraire, et suivre les errements de quelques chimistes, comme nous l'avons déjà indiqué; il ne faut pas croire que l'oxygène produise sur un poumon malade le même effet que de l'huile sur du feu, comme l'insinuaient ces savants. Nous avons démontré précédemment que ces craintes étaient tout à fait théoriques, et que l'expérience directe en avait fait voir le peu de fondement. Chaptal d'ailleurs, sans être enthousiaste de l'oxygène, tout en rejetant même l'emploi de ce gaz dans la phthisie, avait reconnu que, dans la majorité des cas, il avait exercé une heureuse influence sur l'état des malades, en ce sens qu'il avait produit une diminution d'intensité des principaux symptômes, un bien-être assez marqué, quoique assez éphémère; aussi disait-il, dans le langage fleuri de l'époque, qu'on devait avoir quelque considération pour un médicament « qui masquait ainsi l'horreur des derniers moments et jetait des fleurs sur les bords de la tombe. »

Aujourd'hui on est parfaitement fixé sur le degré d'efficacité de l'oxygène dans la phthisie. Au début, et surtout quand elle affecte des individus scrofuleux, elle peut être très-heureusement modifiée par les inhalations d'oxygène longtemps continuées, associées à un régime fortifiant et à quelques médicaments adjuvants, mais en très-petit nombre, l'huile de foie de morue par exemple. Cette dernière substance, qui est d'un usage populaire, répugne à beaucoup d'individus qui ne peuvent la digérer. Or plusieurs médecins ont fait la remarque que l'oxygène, en développant l'appétit et surtout en fournissant une quantité suffisante d'élément comburant, faisait bien tolérer l'huile de foie de morue et permettait ainsi aux malades de jouir des bons effets de cet aliment respiratoire.

A un degré plus avancé, nous n'osons pas dire que les inhalations d'oxygène auront la même efficacité, mais, s'il n'existe pas d'état organique qui en contre-indique l'usage, elles produiront ordinairement quelques bons résultats. Au troisième degré même, on a vu, dans certains cas, la phthisie, avec tout son cortége de symptômes si graves à cette période, s'arrêter sous l'influence de l'oxygène, rester à l'état stationnaire, et même disparaître en tant que maladie générale, les désordres locaux n'en persistant pas moins toutefois. Mais l'on sait qu'une bonne santé relative est compatible avec des lésions pulmonaires assez étendues, avec des cavernes considérables. Un des cas les plus remarquables en ce genre que nous connaissions est celui qui est rapporté par M. le docteur Demarquay dans sa *Pneumatologie*. Le malade était arrivé à la troisième période de la phthisie, et avec un état général si déplorable qu'un praticien très-expérimenté, après avoir en même temps constaté une caverne très-étendue avec induration environnante, ne lui avait donné que peu de temps à vivre. Au bout d'un mois de traitement par l'oxygène, ce phthisique qui avait complétement perdu l'appétit depuis longtemps et pouvait à peine se lever, mangeait comme quatre et faisait de longues courses en ville. Ceux qui l'avaient vu auparavant le trouvaient méconnaissable et le considéraient en quelque sorte comme ressuscité. La caverne pulmonaire occupait toujours la même étendue, mais il s'était fait une résolution complète de l'induration qui existait tout autour. Cette guérison apparente s'est maintenue tout le temps qu'on a eu le malade en observation. On peut lire dans l'ouvrage que nous citions plus haut d'autres faits dans lesquels on voit également l'oxygène enrayer la marche promptement fatale de la phthisie arrivée à la troisième période. Il serait donc, selon nous, souverainement injuste de ne pas reconnaître une grande utilité à un agent thérapeutique qui, dans des cas aussi graves, peut produire ainsi une amélioration des plus évidentes, et telle qu'elle peut simuler une guérison provisoire.

Nous finirons cette revue des principales maladies dans lesquelles l'administration de l'oxygène est indiquée, en signalant l'heureuse application qui a été faite récemment de ce gaz au traitement local de certains cas de gangrène du membre inférieur, ainsi que de certaines plaies de mauvaise nature. Du reste, le champ de ces applications va tous les jours s'agrandissant; aussi sommes-nous fermement persuadé que de nouvelles recherches ne tarderont pas à être faites dans cette voie et qu'un brillant avenir est réservé à l'oxygène dans la thérapeutique.

MODE D'ADMINISTRATION ET DOSE.

Si le gaz en question est un agent thérapeutique puissant, appelé à rendre et rendant chaque jour de grands services à la médecine et à la chirurgie, il importe qu'il soit manié avec prudence. Donné d'emblée en trop grande quantité, ou intempestivement, il peut occasionner des accidents sérieux ; mais ceux-ci sont toujours faciles à éviter en le prescrivant avec discernement. D'après toutes ces considérations , nous avons pensé qu'il n'était pas inutile de connaître ici, dans ses moindres détails, la manière d'administrer le gaz oxygène.

Il ne doit jamais, au début de son emploi, être donné pur, il faut toujours mitiger son action par de l'air atmosphérique. On comprend aisément que la quantité d'oxygène qui doit être mélangée à l'air commun est d'autant moindre que la disposition aux hémorragies est plus grande. Dans la phthisie pulmonaire, par exemple, on en donne d'abord quatre litres matin et soir, mélangés à dix litres d'air; au bout de trois ou quatre jours, on en met six avec huit litres d'air; puis au bout de six jours, moitié air, moitié oxygène, et ainsi de suite, de manière qu'au bout d'une quinzaine de jours, on ait habitué doucement le malade à respirer matin et soir douze à quatorze litres d'oxygène en plus de l'air atmosphérique.

Administré avec toutes ces précautions, l'air vital ne produit que de bons effets ; et en augmentant les forces et l'appétit, il permet aux malades, épuisés par les suppurations de vieille date et la fièvre hectique, de fournir à la réparation de leurs tissus.

L'appareil que nous avons construit à la demande et sur les indications de M. le docteur Demarquay pour l'administration du gaz en question, se compose de deux ballons de caoutchouc vulcanisé : l'un, en forme de tourille, est le laboratoire de l'appareil, dans lequel on opère le mélange avec l'air commun ; l'autre est un réservoir en forme de sac destiné à renfermer l'oxygène.

Le laboratoire ou tourille présente sur les parois, de distance en distance, de petits cercles en caoutchouc, équidistants, et correspondant chacun à un litre de gaz environ. A chacune des extrémités est adapté un tube également de caoutchouc. L'un, le tube *f*, porte à sa

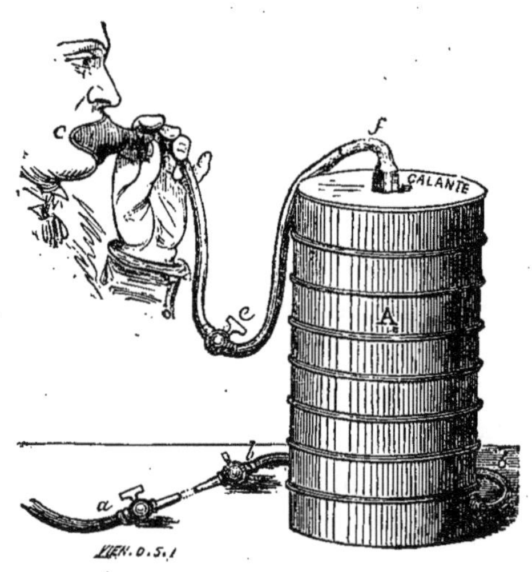

partie moyenne un robinet de laiton *e*, et à son extrémité libre une embouchure de buis ou d'ébène *c*, construite de façon à ce qu'elle s'applique hermétiquement sur la bouche du malade. L'autre, le tube *a*, présente à son extrémité libre un robinet également de laiton, calibré de telle sorte qu'il s'introduise bien exactement dans un robinet semblable placé à l'extrémité libre d'un autre tube qui fait corps avec le réservoir.

Ceci posé, et le réservoir supposé plein d'oxygène, il suffit de le presser légèrement pour faire passer le gaz dans le laboratoire. Quand on en juge la quantité suffisante, ce que l'on peut voir en rapprochant l'un de l'autre les deux plateaux du laboratoire, on ferme les robinets, on sépare le réservoir du reste de l'appareil, et avec un soufflet ordinaire on envoie dans la tourrille une quantité d'air suffisante pour redresser ses parois. Le malade n'a plus alors qu'à respirer en ouvrant le robinet placé près de l'embouchure de buis.

Les inhalations doivent se faire très-lentement, le malade fait de larges inspirations, maintient le gaz respiré le plus longtemps possible dans ses poumons; puis, sans quitter l'embouchure, il rapproche l'une de l'autre les deux lèvres et respire par le nez; il fait une nouvelle large inspiration et continue ainsi jusqu'à ce que le laboratoire soit entièrement vidé.

Un des meilleurs moyens à employer, pour purifier l'oxygène et lui enlever le goût de soufre et la poussière blanchâtre que lui communique l'appareil en caoutchouc, c'est de le faire passer dans un flacon laveur à deux tubulures à moitié plein d'eau. M. Limousin a fait construire dans se but l'appareil élégant dont nous donnons ci-après la figure et qui remplit parfaitement les indications relatives à ce sujet.

Cet appareil peut servir aussi pour des inhalations autres que celles d'oxygène. On pourrait, au besoin, changer le métal des robinets, dans le cas où les vapeurs que l'on voudrait faire respirer au malade seraient de nature à attaquer le laiton.

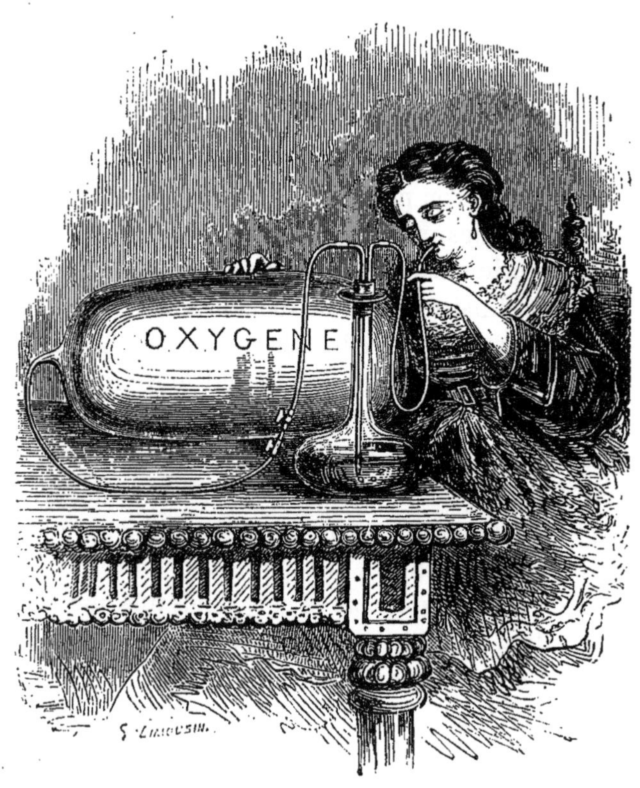

Il faut éviter de mettre le caoutchouc en contact avec des matières grasses, surtout de l'huile, car celle-ci, en le dissolvant, pourrait détériorer l'appareil.

PRÉPARATION DU GAZ OXYGÈNE

DANS LES HOPITAUX ET LES PHARMACIES

Quand il s'agit de préparer du gaz oxygène pour le donner à respirer, comme agent thérapeutique, on conçoit que la première condition qu'il doit remplir est qu'il soit exempt de toute substance nuisible à la santé ou capable de produire des effets contraires à ceux que l'on prétend en tirer.

La chimie est arrivée déjà à un haut degré de perfection pour la préparation des produits les plus divers, à l'usage des manufactures ou de la pharmacie; mais, en fait de substances alimentaires, ce sont toujours les règnes végétal et animal qui nous fournissent des produits tout faits, la chimie nous guidant seulement dans leur extraction: mais elle ne les fabrique pas. Ainsi nous ne faisons qu'extraire les sucres et les esprits, tout au plus fabriquons-nous du vinaigre, et nous sommes à cent lieues, avec toute notre science, de pouvoir fabriquer le moindre vin qui soit vraiment digne de ce nom. A plus forte raison en est-il ainsi de l'oxygène qui est un corps simple; nous ne saurions le fabriquer; il ne s'agit que de l'extraire comme tout le reste, et la seule condition à remplir, qui est bien simple, est qu'il soit aussi exempt que possible de tout mélange avec un corps étranger.

Le gaz oxygène contenu dans l'air que nous respirons a une origine purement végétale, mais nous ne saurions en préparer, de cette provenance, une quantité notable ; ce qui nous oblige à recourir au règne minéral, qui nous offre en effet des sources très-variées, dans le choix desquelles nous devons être guidés par la facilité de l'extraction et le bon marché du prix de revient.

On peut extraire l'oxygène par la calcination de certains oxydes métalliques ou en faisant agir sur eux les acides; tels sont le peroxyde de manganèse et le deutoxyde de barium; par la calcination de quelques sels suroxygénés, savoir : les azotates de potasse, de soude, de chaux, de baryte, ou le chlorate de potasse ; par le passage du chlore sur la chaux vive portée au rouge, par l'action de l'acide sulfurique sur le bichromate de potasse, etc. Mais en définitive, pour le bon marché et la facilité de l'extraction, il ne nous reste que le choix entre la calcination du peroxyde de manganèse ou celle du chlorate de potasse.

Par la calcination au rouge vif, le peroxyde de manganèse passe à un oxydule dont la formule correspond à celle du fer oxydulé magnétique, c'est-à-dire contenant encore 4 atomes d'oxygène pour 3 atomes de manganèse, tandis que le peroxyde de manganèse supposé pur contient à l'origine 2 atomes d'oxygène pour 1 atome de manganèse ; de sorte que 3 molécules de peroxyde contenant 6 atomes d'oxygène abandonnent 2 atomes d'oxygène, c'est-à-dire le tiers de la contenance. D'après cela 3 molécules de peroxyde pesant 1635 dégagent 200 d'oxygène, représentant un huitième à peu près du poids du peroxyde employé, soit 80 litres par kilogramme; mais à cause de l'eau et de la gangue qui accompagne toujours ce minéral, on n'en retire communément que 50 litres par kilogramme.

Le chlorate de potasse donne 40 pour 100 de son poids d'oxygène, soit 280 litres par kilo en théorie ; mais, à cause de son eau hygrométrique et des corps étrangers, il n'en fournit dans la pratique que 250 litres.

L'opération au manganèse exige un feu intense qui doit être soutenu pendant plusieurs heures, et l'emploi de tubes en fer, à moins d'exercer une grande surveillance, si l'on opère dans un tube en fonte, de crainte d'en opérer la fusion ; et il faut même, dans ce cas, que le tube pose en plusieurs points, pour qu'il ne s'affaisse pas sous l'action de la chaleur. Avec le manganèse, le mieux donc est de se servir de bouteilles à mercure rangées côte à côte dans un fourneau alimenté par du coke, chaque cornue étant munie de son tube de dégagement en fer, qui est relié par un tube en plomb raccordé chaque fois avec du plâtre à une conduite unique pour toutes les cornues et menant à un vase de lavage.

L'appareil le moins dispendieux, pour opérer avec le chlorate de potasse, se compose d'une marmite en fonte, munie de son couvercle, qui est percé d'un trou dans lequel est inséré un tube en cuivre. Après avoir rempli à moitié cette marmite d'un mélange de chlorate et de sable blanc et à poids égaux, on serre le couvercle avec du fil de fer recuit, en faisant porter ce fil sur des câles en fer passés sur le couvercle, puis on enduit les joints de plâtre fin que l'on couvre à son tour, dès qu'il est sec, de terre à four bien épurée. Il faut choisir un couvercle qui rentre en dedans du pourtour. Quand la marmite se trouve usée par l'usage, on la change contre une neuve de même numéro.

La marmite ainsi garnie se chauffe très-bien au gaz, au charbon de bois, au coke. Il est presque impossible d'employer le chlorate seul, par une raison qui sera exposée en détail au chapitre qui traite de la préparation du gaz en petite quantité par les personnes les moins inexpérimentées.

PRÉPARATION DU GAZ OXYGÈNE

EN PETITES PROPORTIONS

Le meilleur moyen de mettre l'oxygène à la portée de tout le monde était d'établir un appareil d'un maniement facile et qui fût à l'abri de tout accident; c'est ce que nous croyons avoir réalisé après quelques tentatives, en mettant à profit la longue expérience de M. Gaudin dans la préparation de ce gaz, pour ses essais d'éclairage qui datent de vingt ans, et pour l'alimentation de ses chalumeaux à haute température.

Cet appareil est basé uniquement sur l'emploi du chlorate de potasse. Pour justifier la construction de cet appareil et les précautions qu'il consacre, il est bon d'exposer en détail comment le chlorate de potasse se comporte sous l'influence de la chaleur.

Si on le place, par exemple, seul dans un ballon en verre chauffé par une lampe à esprit de vin, il perd d'abord une petite proportion d'eau hygrométrique qui l'accompagne toujours, puis il fond et ressemble alors tout à fait à de l'eau. Il pourrait rester ainsi indéfiniment à cet état, si l'on n'élevait la température; mais comme à ce moment il cesse de produire aucune vapeur, sa température s'élève d'elle-même, et les bulles de gaz oxygène qui se dégagent, de plus en plus fournies, lui donnent l'apparence d'un liquide en ébullition, bien que ce ne soit pas une ébullition proprement dite, qui s'applique ordinairement au dégagement d'une vapeur condensable. A la fin les bulles deviennent tellement nombreuses, que le liquide s'élève de façon à occuper deux ou trois fois son volume primitif. A mesure que le gaz se dégage, le liquide perd de sa fluidité, attendu que pour chaque particule de chlorate décomposée il se forme une nouvelle particule privée complétement de son oxygène, qui est du chlorure de potassium, insoluble dans le chlorate non décomposé en fusion. Il y a plus, ce chlorate absorbe lui-même une bonne partie du gaz qui se dégage, pour former un composé encore plus oxygéné, le *perchlorate* de potasse, qui contient 7 atomes d'oxygène au lieu de 5. Ce nouveau sel résiste plus à la chaleur que le premier; mais dès qu'il commence à se décomposer, il s'échauffe de lui-même, au point de prendre la température rouge sombre dans toute sa masse, et alors il se produit un dégagement de gaz que rien ne peut arrêter: on l'entend siffler, par son passage accéléré à travers les tubes, et il ne manque pas de faire sauter les bouchons pour prendre son libre essor dans l'atmosphère; mais alors même il n'existe aucune espèce de danger d'explosion ni d'inflammation, puisque le dégagement du gaz, malgré sa rapidité, n'est pas instantané, et qu'en se répandant dans l'air il ne fait qu'y ajouter un gaz de même nature que celui qui en fait toujours le cinquième de son volume.

Le dégagement du gaz oxygène du chlorate sans addition d'autre corps est donc impraticable, surtout si l'on voulait se servir, comme on l'a proposé d'abord, de petits ballons en verre recevant directement la flamme d'une lampe à esprit de vin; ces récipients sont trop fragiles, et en cas de rupture, le chlorate en fusion tombant sur la mèche de la lampe, ne manquerait pas de produire une déflagration formidable, la lampe se briserait, l'alcool s'épancherait, et se mêlant de nouveau au chlorate en fusion, il en résulterait certainement une fulmination capable d'aveugler ou de brûler grièvement l'opérateur.

Si, au contraire, on ajoute au chlorate de potasse une substance en poudre inerte, celle-ci facilite singulièrement le dégagement du gaz, qui se produit alors en totalité et de proche en proche sans effervescence finale; mais en opérant ainsi, si l'action de la flamme de la lampe n'est pas répartie sur une large surface à la fois, le verre se ramollit et l'effort du gaz emprisonné par dessous distendant la partie ramollie forme une ampoule qui finit par crever, et il vient souffler sur la flamme de la lampe qui, prenant alors une grande extension, fond complétement le matras et oblige de mettre fin à l'opération.

Tous ces inconvénients qui présenteraient quelques dangers hors d'un laboratoire et dans les mains de personnes inexpérimentées, nous ont décidé à adopter un système tout à fait sûr, et tel que, les préparatifs une fois faits, le gaz puisse toujours se dégager de lui-même, sans avoir besoin de s'en occuper le moins du monde.

L'appareil consiste tout simplement, comme l'indique la figure ci-contre, en un récipient A en fonte de fer avec son allonge, que l'on pose *obliquement* comme l'indique la figure, sur un petit fourneau en terre, un brûleur à gaz ou un foyer de cuisine, de manière à soustraire l'extrémité B à l'action du feu. Cette extrémité est fermée par un bouchon percé d'un trou, que traverse un tube en verre destiné à porter le tube en caoutchouc vulcanisé qui relie la cornue au vase laveur C D. Ce vase porte un bouchon à deux trous, C, l'un pour laisser passer le tube d'entrée qui plonge dans l'eau et porte à sa partie inférieure un barillet percé de nombreux petits trous E pour tamiser le gaz à travers le liquide, qui est de l'eau de chaux, et débarrasser ainsi le plus possible le gaz oxygène des corps acides étrangers qu'il pourrait contenir. Ce même tube est percé à la partie supérieure, en T, d'un trou destiné à empêcher l'ascension de l'eau dans le tube, si on laissait refroidir la cornue après le dégagement du gaz terminé, ce qui pourrait faire arriver l'eau dans la cornue encore presque rouge et produire une explosion de vapeur d'eau.

Par ce moyen, après avoir ainsi barbotté dans l'eau

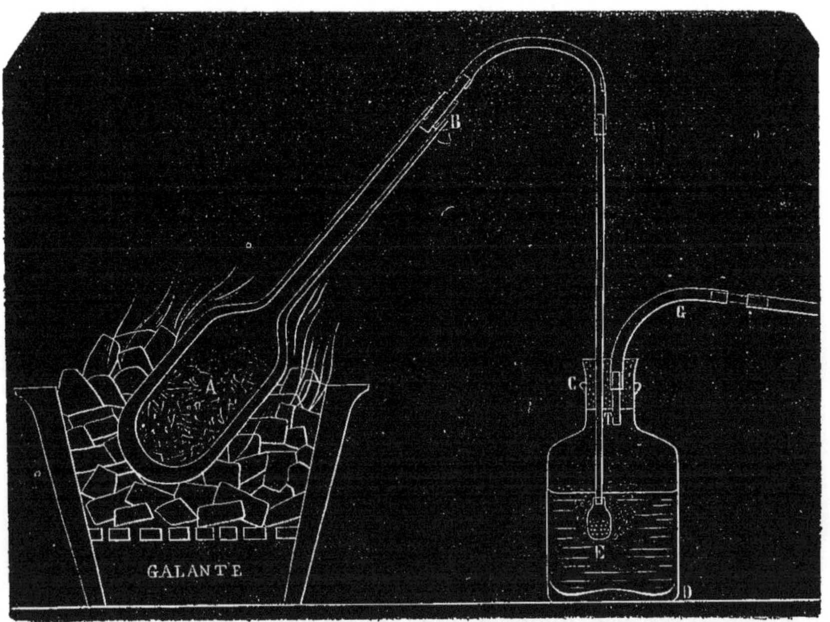

du flacon laveur, le gaz se trouvera grandement purifié et se rendra par l'autre tube G dans le ballon en caoutchouc d'une contenance de 25 litres, qui représentera la provision d'oxygène destinée à enrichir l'air à respirer. Pour rendre sa purification encore plus complète, il sera bon d'introduire auparavant dans ce ballon une pincée de carbonate d'ammoniaque qui, en se mettant lentement en vapeur, absorbera de son côté toute trace d'acide qui aurait pu échapper pendant la préparation du gaz. Par lui-même le carbonate d'ammoniaque est plutôt salubre que nuisible pour la poitrine, puisque c'est lui qui domine dans l'air des étables qui est réputé très-sain pour les poitrinaires.

L'aspect du dessin montre qu'il est utile que la cornue soit placée *obliquement*, mais non *horizontalement*, pour éviter que le mélange ne vienne obstruer le tube de dégagement, attendu que ce mélange se tasse naturellement de manière à présenter toujours une surface à peu près horizontale.

D'après l'idée de M. Chavanon, pharmacien de l'hôtel du Louvre, il est bon d'adjoindre au chlorate, pour faciliter le dégagement du gaz, un corps inerte *blanc*, en place de manganèse, pour éviter les falsifications ou les dégagements de produits étrangers, et permettre d'apercevoir le charbon qui pourrait s'y mêler accidentellement.

Il est d'autant plus opportun d'agir ainsi, que tout récemment, un chimiste de Londres a été tué avec son jeune enfant, par l'explosion d'une cornue de grande capacité qui lui servait à produire ce gaz, par un mélange de chlorate et de peroxyde de manganèse. Il n'est pas douteux que ce terrible accident n'ait été produit par une falsification du peroxyde de manganèse avec de la plombagine, car les composés de charbon fulminent avec le chlorate de potasse. Tous les journaux qui ont relaté cet événement ont dit que telle en a dû être la cause, ce qui n'est pas étonnant, avec l'audace effrénée qui prédomine à Londres pour les falsifications de toute sorte.

Le gaz oxygène extrait du chlorate, même après un lavage parfait à l'eau de chaux, fume toujours à l'air et possède une odeur particulière ; il en est de même de celui qui provient du peroxyde de manganèse. Cette odeur est-elle due à la présence de l'*ozone?* M. Gaudin le croit. Dans tous les cas, il est nécessaire de viser, par tous les moyens possibles, à lui enlever toute trace d'acide ; sans cette précaution, le gaz ne manquerait pas de produire des phénomènes d'excitation (toux, expectoration, migraine, etc.) plus ou moins marqués, suivant le degré de susceptibilité des sujets, et qu'on n'observe pas ordinairement quand l'oxygène est complétement pur.

Tout cela bien considéré, il est probable que le gaz qui aura un peu séjourné dans les réservoirs sera encore plus purifié, surtout si l'on a soin d'y maintenir constamment du carbonate d'ammoniaque en poudre.

La température nécessaire pour le dégagement du gaz oxygène du chlorate de potasse est le rouge sombre qui ne se voit pas en pleine lumière : pour atteindre cette température il est inutile de couvrir entièrement la cornue de charbon, le feu est toujours assez fort en commençant. Quand le dégagement a commencé, il suffit d'un petit quart d'heure pour obtenir les 25 litres : on pourrait même arriver au même résultat en 5 minutes en faisant grand feu, mais le gaz sortant en masse ne serait pas aussi bien lavé.

Pour n'avoir pas à renouveler souvent l'eau du flacon laveur, on y mettra, non pas de l'eau de chaux, mais bien *du lait de chaux*, c'est-à-dire de la chaux vive éteinte délayée dans l'eau.

On respirera le mélange d'air et d'oxygène qui a été introduit dans le réservoir A, en s'appliquant sur la bouche l'embouchure en buis, métal ou porcelaine C, après avoir fermé le robinet B et ouvert le robinet C, en portant la main sur le tube de conduite pour fermer la communication du réservoir avec l'extérieur, en pinçant le tube chaque fois que le poumon se videra, et il suffira de mettre fin à la pression des doigts sur le tube pour pouvoir respirer librement le contenu du réservoir. Par ce moyen on pourra le plus facilement du monde interrompre la respiration de l'air oxygéné, en respirant l'air ordinaire tant qu'on tiendra le tube pincé.

Si l'on voulait mesurer avec précision le gaz oxygène que l'on ajoute à l'air du laboratoire, on ferait usage du gazomètre gradué, qui est composé d'une cuve que l'on remplit presque entièrement d'eau et d'une cloche qui porte les divisions en litres. On comprend très-bien que la mesure doit porter seulement sur l'oxygène, à cause de sa grande puissance relative, en se bornant à estimer l'air que contient à l'avance le réservoir de respiration ou laboratoire. Par exemple, si l'on veut respirer de l'air enrichi du quart de son volume total de gaz oxygène, on l'emplira d'avance d'air aux trois quarts en le distendant ou le gonflant avec un soufflet, puis on y fera arriver le gaz oxygène en pressant le gazomètre pour le faire sortir, après avoir établi la jonction des tubes et ouvert les robinets qui se trouvent sur son parcours. Ou bien, comme le laboratoire contient 30 litres, on y introduira d'abord 7 à 8 litres de gaz oxygène, puis on y fera arriver l'air atmosphérique jusqu'à ce qu'il se trouve rempli.

Il est évident que, pour user de ce remède avec cette modération, il est inutile de réclamer l'assistance d'un médecin, à moins que la personne ne soit atteinte d'une maladie de poitrine; car en agissant ainsi, on ne fait guère plus que de prendre un repas très-copieux assaisonné de bon vin, ou se munir de l'équivalent d'une journée passée à la campagne.

En place d'une marmite, qui a été indiquée à l'article concernant la préparation du gaz oxygène pour les pharmacies et les hôpitaux, on pourra tout aussi bien faire usage de bouteilles en fer servant à contenir le mercure, en y adaptant un canon de fusil ou un tube en fer limé en biseau, de façon à entrer tout juste dans l'orifice de la bouteille qui porte un pas de vis; et, après avoir enduit le tube en fer de terre à four délayée, il suffira de l'enfoncer au marteau pour le fixer solidement.

Pour extraire, après chaque opération, le résidu de la calcination du chlorate resté dans les petites comme dans les grandes cornues, il suffira d'y introduire de l'eau chaude à plusieurs reprises; en agissant ainsi, on dissoudra le chlorure de potassium qui entraînera avec lui le sable additionnel. La cornue ayant été ainsi vidée, on pourra la sécher en la posant sur le feu; mais, dans le cas où il resterait de l'eau, celle-ci n'aurait d'autre inconvénient que d'intercepter au passage quelques parcelles du mélange, car, puisque le chlorate fournissant toujours de l'eau en commençant, ce serait seulement plus d'eau qui se dégagerait d'abord.

La figure ci-contre représente l'appareil pour la production du gaz oxygène décrit par M. de Parville, dans le dernier volume de ses *Causeries scientifiques*.

Cet appareil se compose d'un brûleur à gaz M qui chauffe une cornue A B renfermée dans le fourneau en terre R N. Le gaz, en se dégageant par le tube B C D, barbotte dans le vase D de la contenance de deux litres, à moitié plein d'un lait de chaux, puis se dégage par le tube B A I H dans le réservoir formé par un tonneau, une dame-jeanne ou tout autre récipient plein d'eau; et par la pression qu'il exerce, expulse l'eau par le moyen du tube plongeant G K D, qui verse cette eau dans un entonnoir fixé sur un autre réservoir supérieur de même capacité et de même nature que le premier. Par ce moyen, le réservoir inférieur s'emplit d'oxygène et se

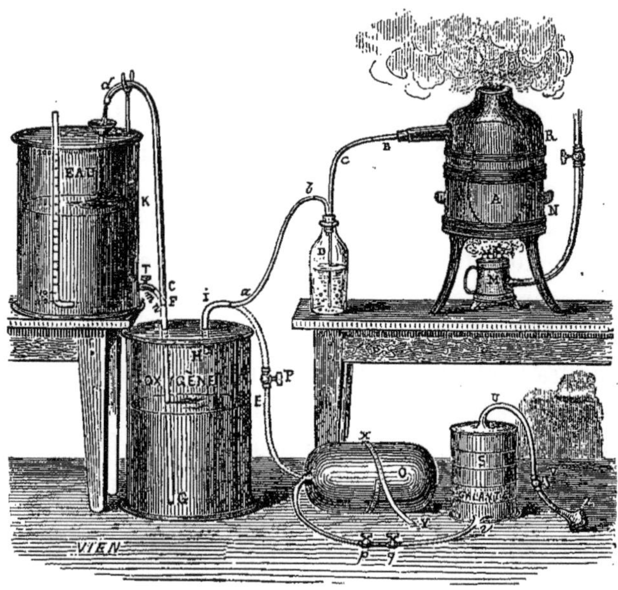

vide d'eau, tandis que le réservoir supérieur se vide d'air et s'emplit d'eau. S'agit-il de se procurer du gaz, on disjoint le tube ascendant en C F et on réunit sa portion inférieure plongeante au robinet R par un bout de tube M N, de sorte que, le robinet étant ouvert, l'eau fait pression et permet de faire passer facilement le gaz oxygène dans le ballon X, après avoir adapté son tube sur la bifurcation A et ouvert le robinet de communication P. Puis enfin on fait entrer la quantité d'oxygène voulue dans le barillet ou laboratoire V S comme il a été dit déjà.

La figure représente une cornue en grès; mais il sera mieux, pour éviter tout risque de casse, de faire usage d'une bouteille à mercure en fer.

M. Chavanon a fait établir de son côté un appareil très-élégant qui peut servir pour la préparation de petites quantités de gaz. Il consiste en une lampe à esprit de vin, à large mèche, qui chauffe un ballon en verre à moitié rempli de chlorate de potasse mêlé de sable. Le

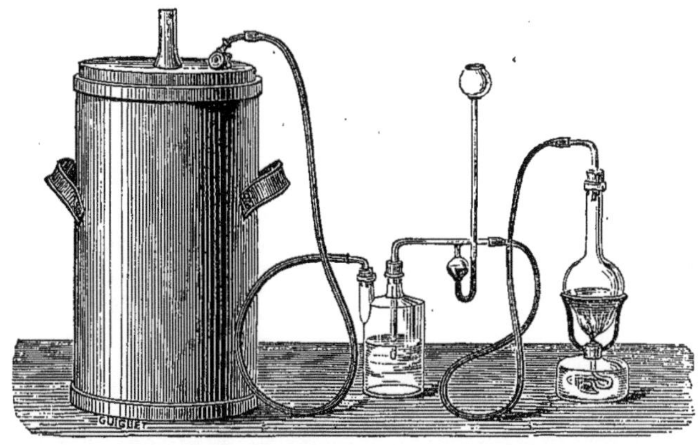

tube de dégagement, muni d'un appareil de sûreté destiné à empêcher l'ascension de l'eau dans les matras, vient plonger dans le flacon laveur d'où le gaz, après avoir soulevé l'eau, se dégage par le tube de sortie pour se rendre dans le petit gazomètre gradué.

Dans cette *Notice*, nous nous sommes proposé de donner quelques indications sommaires sur l'action physiologique et thérapeutique de l'oxygène, sur son mode d'administration et sa préparation. Ceux qui seraient désireux d'avoir des renseignements plus complets sur ce sujet que nous n'avons fait qu'esquisser, pourront consulter avec fruit le chapitre si intéressant que M. le docteur Demarquay a consacré à ce gaz dans sa *Pneumatologie médicale.*

PARIS. — IMPR. V. GOUPY, RUE GARANCIÈRE, 5.

www.ingramcontent.com/pod-product-compliance
Ingram Content Group UK Ltd.
Pitfield, Milton Keynes, MK11 3LW, UK
UKHW020418220726
13923UKWH00005B/2022

9 782019 259525